AF348241

GUIDE

DES

BAINS DE MER

DE

BOULOGNE · SUR · MER

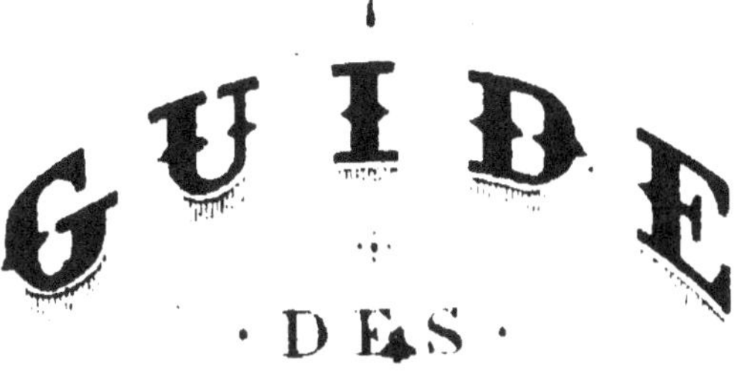

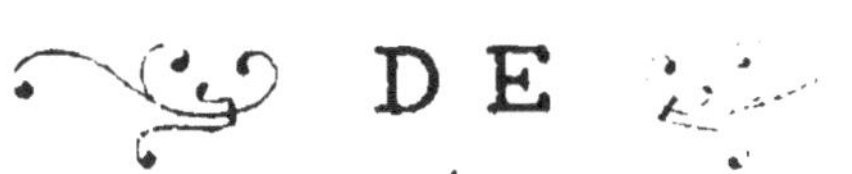

AMIENS.

IMP. LITH. DE Len BOILEAU,

Rue Delambre, 24.

HOTEL

DE CALAIS, DU RHIN ET DE BRUXELLES

RÉUNIS

14 et 19, RUE DU POT-D'ÉTAIN.

Cet hôtel, situé à l'entrée de la Ville, en face le Pont-Neuf et la Gare, et à 5 minutes de la Plage, est recommandé aux personnes qui désirent trouver le confortable uni à la modération des prix.

DÉJEUNERS à 1 fr. 50 et 2 fr. — DINERS à 2 fr. 50 et 3 fr.

RESTAURANT A LA CARTE.

Excellente table d'hôte à 2 fr. 50.

On prend des pensionnaires à raison de 5 fr. 50, 6 et 7 fr. par jour.

CHAMBRES à 1 fr. 50, 2 et 3 fr. — SALONS de 3 fr. à 6 fr. par jour.

Des employés de l'hôtel se trouvent aux arrivées des trains et des bateaux.

SI PARLA ITALIANO. | MAN SPRICHT DEUTSCH.

SE HABLA ESPANOL. | ENGLISH SPOKEN.

GUIDE DES BAINS DE MER

DE

BOULOGNE-SUR-MER

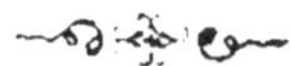

La ville de Boulogne est le chef-lieu du premier arrondissement du Pas-de-Calais.

Sa population actuelle est de 36,265 habitants, non compris une population flottante de 3 à 4,000 étrangers. Elle est la 35me en rang parmi toutes les villes de France.

PRINCIPAUX MONUMENTS DE LA LOCALITÉ

1° Le *Château*, situé sur les remparts, bâti en 1231, par Philippe-le-Hurepel, comte de Boulogne.

2° L'*Hôtel-de-Ville*, place Godefroi de Bouillon, construit en 1734 et restauré en 1854.

(3)

3° *Magnifique aquarium*. La construction désignée sous ce nom est située sur le port près de l'Etablissement des bains. Une imitation de tours en ruines sur des rochers attire de loin les regards du voyageur. Du sommet de ce massif rocheux s'élevant à environ 25 mètres s'élance une cascade de 12 à 13 mètres de hauteur qui alimente une petite rivière garnie de poissons d'eau douce.

Un autre cours d'eau de mer, incessamment renouvelé, communique avec une huitrière et des aquariums d'une taille colossale, habités par des poissons de mer, coquillages, etc., de toutes espèces.

Cette pittoresque curiosité, unique dans son genre, a été exécutée d'après les plans et sous la seule direction désintéressée de M. Béthencourt, professeur de dessin au collége de Boulogne.

4° Le *Palais-de-Justice*, marché aux Grains, reconstruit en 1852.

5° La *Cathédrale de Notre-Dame de Boulogne*, reconstruite par Mgr. Haffreingue, prélat de la maison de S. S., protonotaire apostolique.

HÔTEL

DE CALAIS, DU RHIN ET DE BRUXELLES

RÉUNIS

14 et 19, RUE DU POT-D'ÉTAIN.

Cet hôtel, situé à l'entrée de la Ville, en face le Pont-Neuf et la Gare, et à 5 minutes de la Plage, est recommandé aux personnes qui désirent trouver le confortable uni à la modération des prix.

DÉJEUNERS à 1 fr. 50 et 2 fr. — DINERS à 2 fr. 50 et 3 fr.

RESTAURANT A LA CARTE.

Excellente table d'hôte à 2 fr. 50.

On prend des pensionnaires à raison de 5 fr. 50, 6 et 7 fr. par jour.

CHAMBRES à 1 fr. 50, 2 et 3 fr. — SALONS de 3 fr. à 6 fr. par jour.

Des employés de l'hôtel se trouvent aux arrivées des trains et des bateaux.

SI PARLA ITALIANO.	MAN SPRICHT DEUTSCH.
SE HABLA ESPANOL.	ENGLISH SPOKEN.

(5)

6º La *Crypte*, sous la cathédrale, rue de Lille, construite en partie au XIIᵉ siècle , renferme beaucoup d'antiquités de l'époque romaine de la période romane, du moyen-âge et de la renaissance, trouvées çà et là dans les décombres de l'ancienne église.

7º Le *Muséum*, Grande-Rue, fondé en 1825.

8º La *Bibliothèque publique*, Grande-Rue, au-dessus du Muséum, fondée en 1798.

9º L'*Hospice St-Louis*, rue de l'Hôpital, rebâti en 1696.

10º Le *Théâtre*, rue Monsigny , reconstruit en 1858.

11º L'*Enclos de la Baraque de l'Amiral*. Cet enclos créé en 1850 par un Boulonnais , M. Nicolaï-Vignon, est située rue de la Baraque de l'Empereur, sur la déclivité de la falaise : il renferme trois souvenirs de l'illustre Chef de la Grande-Armée : — 1º le relief en maçonnerie de l'ancienne motte de terre, depuis longtemps disparue, sur laquelle s'élevait la *baraque de l'Amiral*, fréquemment visitée par Napoléon ; cette motte, dont la hauteur était de 10 à 12 mètres, est aujourd'hui représentée par un massif de pierres ; — 2º la terrasse située au pied de la motte, au sud-ouest, devenue historique par les fréquentes stations qu'y faisait l'Empereur, inspectant de ce point élevé les côtes d'Angleterre, le port et la flottille, encourageant de son regard une armée entière de travailleurs;

— 3° le chemin dit *des Signaux*, conduisant du port, en suivant la crête de la falaise, jusqu'à l'établissement des signaux, lequel était situé un peu plus loin que le Calvaire actuel. Beaucoup de nos concitoyens se rappellent encore avoir vu Napoléon descendre au galop ce chemin, dont la pente, bien qu'adoucie par un *zigzag* retracé dans l'enclos actuel, est encore d'une très-grande rapidité.

12° La *Colonne Napoléon*, construite de 1804 à 1841.

13° L'*Etablissement des bains de mer.*

14° La *Chapelle de N.-D. de Saint-Sang*, rue de Bréquerecque, reconstruite en 1860.— Style ogival.

RENSEIGNEMENTS DIVERS.

PAQUEBOTS.—Service de Londres : Bureau de la *Compagnie Générale*, pour Londres, quai de la Douane, n° 22 ; agent, M. Delattre.

Le départ des paquebots a lieu tous les jours.

Service de Folkestone : Le départ des paquebots de Folkestone a lieu tous les jours, et deux fois par jour pendant la belle saison ; il est réglé de manière à coïncider avec l'arrivée et le départ des trains entre Londres et Folkestone. — Bureau 18, quai des Paquebots ; agent, M. T. Barnard.

Départ des trains de Boulogne à Paris et vice versâ.

BOULOGNE A PARIS.	ARRIVÉE A PARIS.	PARIS A BOULOGNE.	ARRIVÉE A BOULOGNE.
1 00 matin.	11 25 matin.	8 00 matin.	1 20 soir.
6 00 »	2 45 soir.	10 00 »	5 10 »
9 00 »	4 10 »	12 00 »	5 40 »
12 00 soir.	5 50 »	2 00 soir.	9 30 »
5 30 »	11 00 »	4 00 »	10 55 matin
8 10 »	3 50 matin.	10 00 »	5 00 »

PRIX DES PLACES DE BOULOGNE A PARIS : 1re cl., 28 f. 45; — 2e cl., 21 f. 35; — 3e cl., 15 f. 65

TARIF DES LIGNES TÉLÉGRAPHIQUES,

bureau, rue du Pot-d'Etain.— Prix d'une dépêche électrique, de 20 mots (adresse et signature
comprises) :

De Boulogne pour tout le département.   1 ^{fr} »

— pour tous les bureaux français   2   »
(moitié en plus par chaque dizaine de
mots).

De Boulogne pour Londres et Folkestone, pour une dépêche de 20 mots
(adresse et signature comprises).   .   .   3   »
(moitié en plus par chaque dizaine de
mots).

De Boulogne pour toutes les autres
villes de la Grande-Bretagne, de l'Ir-
lande et de l'Ecosse   4   25

De Boulogne pour l'Algérie   .   .   .   8   »
»   »   Tunisie.   .   .   .10   »

Les bureaux sont ouverts jour et nuit.

DILIGENCES. — Pour Calais, 2 départs par
jour, à 8 h. du matin et à midi.— Bureau : 25,
rue de l'Amiral Bruix.

Pour Marquise, tous les jours, chez Dernault
et chez Guyot, aubergistes, au Dernier-Sou, rue
de Calais.

Pour Guines, tous les deux jours, 26, rue Royale.

Pour Samer, n° 26, rue Royale (Hôtel de France), tous les jours.

TARIF DES VOITURES DE PLACE. — Ce tarif est fixé ainsi qu'il suit, quel que soit le nombre des personnes transportées et l'espèce de voiture :

De 6 hres. du matin à minuit, par course. 1 f 50
»   »   »   par heure . 2   »
De minuit à 6 h. du m., pour une course, 2   »
»   »   »   par heure . . 2 50

Pour les courses à la campagne, par heure, pour le jour comme pour la nuit. 2 50

Le cocher est porteur de l'arrêté de police sur la circulation des voitures; il doit l'exhiber à la première réquisition du voyageur et remettre à celui-ci, au moment où il monte en voiture, un billet indicatif du numéro de cette voiture et du tarif.

TARIF DES COMMISSIONNAIRES. — Les commissionnaires ne peuvent exiger, pour le transport, dans les limites de l'octroi, tant de jour que de nuit, des bagages qui leur sont

confiés, des prix plus élevés que ceux ci-après
déterminés :

Un colis d'un poids inférieur à 20 kil. » ^{fr} 50

Plusieurs objets et colis réunis , mais
n'excédant pas ce poids. 1   »

Un ou plusieurs colis réunis d'un poids
de 20 à 40 kilog 1   25

Un ou plusieurs colis réunis d'un poids
supérieur à 40 kilog. 1   50

(Transport avec ou sans voitures).

Les courses sans bagages ne sont payées que
50 c.

PASSEPORTS. — Sont admis à s'embarquer
et à débarquer, sans passeport ni permis spécial,
sur la simple déclaration de leur nom et de leur
nationalité, les Français , les Belges , les Hol-
landais, les Suédois et les Norwégiens. Il est
bon toutefois que les voyageurs soient munis
d'un titre quelconque qui , au besoin, leur per-
mette de justifier de leur identité.

Des étrangers d'une autre nationalité sont,
comme par le passé , tenus de produire, pour
passer en Angleterre ou entrer en France , un
passeport régulier visé, chaque année, par un
agent diplomatique français.

Ces formalités, supprimées en 1862 pendant la durée de l'Exposition de Londres seulement, sont aujourd'hui rétablies.

Le bureau des passeports est situé sur le port, dans l'un des locaux de la Chambre de Commerce, quai des Paquebots. Ce bureau est ouvert tous les jours, depuis 9 heures du matin jusqu'à 4 heures du soir, et les dimanches et fêtes jusqu'à midi.

ÉTABLISSEMENT DES BAINS DE MER.

PRIX DE L'ABONNEMENT POUR L'ENTRÉE AUX SALONS :

ABONNEMENT AUX SALONS	8 jours.	15 jours.	1 mois.	2 mois.	La saison
1 personne	8 f.	14 f.	20 f.	56 f.	50 f.
2 d°	14	24	40	60	80
3 d°	20	30	50	70	90
4 d°	25	40	60	80	100
5 d°	30	50	70	90	120
Chaque personne en sus.	5	8	10	15	20

Pour les non abonnés : Entrée aux jeudis : 50 c. pour chaque fois. — Entrée au bal des vendredis, 3 fr. — Id. des lundis et mercredis, 3 fr.

THÉATRE.— Les représentations ont lieu le jeudi, le samedi et le dimanche, et souvent le

mardi — On joue le grand opéra, l'opéra-comique, la comédie, le drame, le mélodrame et le
vaudeville. — L'opéra-comique est la base des
représentations.

PRIX DES PLACES :

Premières loges, stalles de la galerie de
  face et avant-scènes de rez-de-chaussée 3 fr »
Premières galeries de côté, avant-scènes
  des secondes 2 50
Secondes loges, parquet, loges-baignoires 2 »
Avant-scènes des troisièmes . . . . 1 »
Pourtour du parterre 1 25
Parterre . . . . 1 »
Avant-scènes des 4mes, troisièmes loges » 75
Amphithéâtre des troisièmes . . . . » 60
Amphithéâtre des 4mes, galeries des 4mes » 50

Promenades et Excursions
AUX ENVIRONS DE BOULOGNE

Le Mont Lambert, la Colonne Napoléon, Wimille,
Vimereux, ancien Camp d'Honvault, Vallée de Denacre,
Souverain-Moulin, Vallée d'Elchingen, Forêts de Boulogne
et de Desvres, Carrières de Fesques, Ambleteuse, le
Portel, Marquise, Usines de Montalaire, la Vallée heureuse,
la verte voie, Pont de Briques, les Dunes, le Château
d'Hardelot, etc.

Amiens — Imp. de E. Yvert et lith. de L. Boileau.

HOTEL

DE CALAIS, DU RHIN ET DE BRUXELLES

RÉUNIS

14 et 19, RUE DU POT-D'ÉTAIN.

Cet hôtel, situé à l'entrée de la Ville, en face le Pont-Neuf et la Gare, et à 5 minutes de la Plage, est recommandé aux personnes qui désirent trouver le confortable uni à la modération des prix.

DÉJEUNERS à 1 fr. 50 et 2 fr. — DINERS à 2 fr. 50 et 3 fr.

RESTAURANT A LA CARTE.

Excellente table d'hôte à 2 fr. 50.

On prend des pensionnaires à raison de 5 fr. 50, 6 et 7 fr. par jour.

CHAMBRES à 1 fr. 50 , 2 et 3 fr. — SALONS de 3 fr. à 6 fr. par jour.

Des employés de l'hôtel se trouvent aux arrivées des trains et des bateaux.

| SI PARLA ITALIANO. | MAN SPRICHT DEUTSCH. |
| SE HABLA ESPANOL. | ENGLISH SPOKEN. |